Mira Brand

Low Carb

Iss dich schlank

Inhaltsverzeichnis

Vorwort

Vielen Dank, dass du "Low Carb – Iss Dich schlank" erworben hast.

Weißt du schon, was du heute zu Abend essen wirst? Oder morgen zum Frühstück? Du wolltest schon seit langem weniger Kohlenhydrate essen, hast aber einfach keine Idee, was du dann überhaupt noch essen kannst? Du beherrschst die Theorie, aber an der Umsetzung hapert es noch? Dann ist dieses Buch genau die richtige Wahl für dich! Es enthält nur wenige langweilige Infotexte und kommt gleich zu den Tatsachen. In diesem Fall: Rezepte! Du findest auf den folgenden Seiten Rezepte für alle Mahlzeiten des Tages, Ideen für die Brotbüchse ohne Brot sowie für die mehlfreie Backstube.

Lass dich von den leckeren Ideen inspirieren und dann ab in die Küche! Die meisten Rezepte lassen sich nämlich schnell und unkompliziert nachkochen oder an deine persönlichen Vorlieben anpassen.

Viel Spaß beim Ausprobieren und natürlich: Guten Appetit!

Die häufigsten Fragen zum Thema Kohlenhydrate und Antworten darauf

<u>Was sind Kohlenhydrate? In welchen Lebensmitteln sind sie enthalten? Und welchen Nutzen haben sie?</u>

Kohlenhydrate entstehen bei der Photosynthese. Alle pflanzlichen und auch einige tierische Erzeugnisse (z.B. Milch und daraus hergestellte Produkte) enthalten dementsprechend Kohlenhydrate.

Kohlenhydrate bestehen aus einem oder mehreren Zuckermolekülen. Je nachdem, wie komplex ihre Molekülstruktur ist, werden sie in verschiedene Gruppen unterteilt. Einfachzucker oder Monosaccharide bestehen aus nur einem Molekül. Die häufigsten Vertreter sind Fruktose (v.a. in Früchten) und Glukose (Traubenzucker). Zweifachzucker oder Disaccharide bestehen aus zwei Einfachzuckermolekülen. Der gewöhnliche Haushaltszucker (Saccharose) aus Zuckerrohr- oder -rüben ist das wichtigste Disaccharid. Er besteht aus je einem Fruktose- und einem Glukosemolckül. Auch der Milchzucker (Laktose) gehört in diese Gruppe. Kohlenhydrate, die aus mindestens zehn Einfachzuckern bestehen, nennt man

Vielfachzucker oder Polysaccharide. Dazu gehören unter anderem Stärke, Pektine und Schleimstoffe, die zum Beispiel in Getreide, Kartoffeln oder Mais enthalten sind. Manche Polysaccharide kann unser Körper nicht verdauen, man spricht dann von Ballaststoffen.

Kohlenhydrate sind wichtige Energieträger für alle Lebewesen und natürlich auch für uns Menschen. Der Körper zerlegt die mit der Nahrung aufgenommenen Kohlenhydrate zunächst wieder in ihre einzelnen Zuckermoleküle (also Glukose und Fruktose), denn nur so kann ihre Energie genutzt werden, zum Beispiel vom Gehirn. Je komplexer ein Kohlenhydrat aufgebaut ist, umso länger braucht der Körper um es zu verdauen. Dementsprechend verzögert ist die Energiezufuhr.

<u>Warum nimmt man ab, wenn man wenige Kohlenhydrate isst?</u>

Wenn du deinem Körper nur wenige Kohlenhydrate und vor allem kaum Ein- oder Zweifachzucker zuführst, fehlt ihm zunächst sein primärer Treibstoff Glukose. Darum greift er zunächst auf in Muskeln und der Leber eingelagertes Glykogen, eine Glukose-Speicherform, zurück. Sind diese aufgebraucht, stellt der Körper seinen Stoffwechsel um und geht in die sogenannte Ketose, auch bekannt unter dem Namen "Hungerstoffwechsel", über. Um den Energiebedarf zu decken, werden dann in der Leber Fettsäuren zu Ketonkörpern weiterverarbeitet, die dann als Energiequelle für Stoffwechselprozesse, Muskeln und Gehirn dienen. Dabei ist es egal, ob die Fettsäuren aus körpereigenen Fettspeichern oder aus der Nahrung kommen. Eine kohlenhydratarme Ernährung fördert also den Abbau von Körperfett. Außerdem bleibt dein Blutzuckerspiegel stabiler und du hast weniger mit Heißhungerattacken zu kämpfen.

Denk aber daran: Du verlierst nur dann Gewicht, wenn du mehr Energie verbrauchst, als mit der Nahrung aufnimmst. Eine kohlenhydratarme Ernährung greift zwar deine Fettpölsterchen an, auf tägliche Bewegung und Sport solltest du dennoch nicht verzichten.

Wie viele Kohlenhydrate am Tag gelten noch als "Low Carb"?

Zunächst einmal: Es heißt nicht umsonst *Low* Carb und nicht *No* Carb. Es gibt zwar eine Ernährungsform dieses Namens, bei der man für einen bestimmten Zeitraum keinerlei kohlenhydrathaltige Lebensmittel essen darf, diese stellt jedoch eine extreme Belastung für den Körper dar und darf auf keinen Fall von Laien und ohne ärztliche Aufsicht durchgeführt werden. Mit gesunder Ernährung hat das wenig zu tun.

Kohlenhydratarm lautet also die Devise. Die erlaubte tägliche Zufuhr hängt davon ab, welche Ernährungsform du wählst (z.B. Atkins, Slow Carb, South Beach oder andere) und auch von deinem "Verbrauch", also deiner körperlichen Aktivität.

Für einen normalen, wenig aktiven Menschen in den Industriestaaten sind **50 - 150 g** Kohlenhydrate pro Tag vollkommen ausreichend und führen langfristig zum Fettabbau. Wenn du viel Sport treibst oder vor allem körperlich arbeitest, kannst du mehr Kohlenhydrate essen, als jemand, der weniger aktiv ist.

<u>Was darf ich essen und was nicht?</u>

Natürlich richten sich die "erlaubten" und "verbotenen" Lebensmittel auch wieder nach der Art der Diät. Es kommt darauf an, ob der reine Gehalt an Zucker bzw. Kohlenhydraten im Vordergrund der Ernährung stehen soll oder die Wirkung des Nahrungsmittels auf den Blutzuckerspiegel (glykämischer Index). Das betrifft zum Beispiel die Frage, ob Obst bei Low Carb gegessen werden darf, oder nicht.

Grundsätzlich sind bei einer kohlenhydratarmen Ernährung folgende Lebensmittel erlaubt:

- alle Gemüsearten (Kartoffeln, Süßkartoffeln, Mais und Hülsenfrüchte in Maßen)

- Obst in Maßen

- Fisch und Fleisch

- Eier

- Milchprodukte, die natürlicherweise keine Laktose enthalten (z.B. fast alle Käsearten)

- Kräuter

- Pilze

- Nüsse und Samen

- Tierische Fette und Öle (z.B. Butterschmalz, Gänse- und Schweineschmalz)

- Pflanzliche Fette und Öle

- Getränke: Wasser, Tee, Kaffee (ohne Milch und Zucker!)

Verzichten oder zumindest stark einschränken solltest du den Verzehr von:

- Zucker und allen Lebensmitteln, die Zucker in irgendeiner Form enthalten: Süßigkeiten, Fertigprodukte

- Getreideprodukte (Nudeln, Brot, Brötchen, Kuchen) und Reis

- Lightprodukte

- Joghurt und Milch. Auch als laktosefrei gekennzeichnete Lebensmittel enthalten Milchzucker, da ihnen meistens nur das Enzym Laktase zugegeben wird

- Paniertes oder mariniertes Fleisch

- Muscheln

- stärkehaltige Gemüsearten: Kartoffeln, Süßkartoffeln, Pastinaken, Petersilienwurzeln, Mais, Buchweizen, gekochte Möhren, Erbsen

- Trockenfrüchte

- Light-Getränke, Fruchtsäfte, Softdrinks, Alkohol

Das ist natürlich nur ein grober Überblick. Im Internet findest du umfangreiche Informationen und Tabellen zum Thema "Kohlenhydratarme Lebensmittel".

<u>Ist Low Carb mit einer vegetarischen oder veganen Lebensweise vereinbar?</u>

Ja! Als VegetarierIn oder VeganerIn kannst du trotzdem bei den Kohlenhydraten etwas kürzer treten, auch wenn auf den ersten Blick die meisten Low Carb Diäten auf einem erhöhten Verzehr von Fisch und Fleisch zu beruhen scheinen.

Wenn du zu den Ovo-Lacto-VegetarierInnen gehörst, ist Low Carb kein Problem. Du kannst deinen Proteinbedarf ganz einfach mit Milchprodukten, Eiern, Butter, Tofu und Tempeh (fermentierte Sojabohnen) decken. Achte darauf, dass du nicht zu viel Proteine zu dir nimmst, um deine Nieren zu schonen.

Wenn du keinerlei tierische Produkte essen möchtest, bleiben immer noch Nüsse und Samen, gute pflanzliche Fette, Nussmus, Tofu und Tempeh, fetthaltige Früchte wie Avocado oder Oliven, manche Hülsenfrüchte (Kichererbsen, verschiedcne Bohnenarten), um deinen Hunger zu stillen. Darüber hinaus kannst du natürlich Obst und Gemüse essen, so viel du magst.

Eine vegetarische oder vegane Ernährung in der zusätzlich auch noch auf Kohlenhydrate verzichtet wird, bedarf zu Beginn möglicherweise etwas mehr Planung, als eine reguläre Low Carb Diät. Doch mit ein wenig

Fantasie und Kreativität wird es dir auch ohne tierische Produkte an nichts mangeln!

<u>Ist es nicht ungesund, auf Kohlenhydrate zu verzichten?</u>

Jein. Es ist nicht gut, wenn du langfristig keinerlei Kohlenhydrate isst oder dich in Ketose befindest, da es durch die sehr einseitige Ernährung zu Mangelerscheinungen kommen kann.

Außerdem kann die vermehrte Aufnahme von Fetten und Eiweißen das Risiko für Nierenschäden erhöhen und die Fettablagerung in den Blutgefäßen verstärken.

Nach der Meinung von ErnährungswissenschaftlerInnen und ÄrztInnen ist eine Low-Carb-Ernährung nicht für Menschen mit Erkrankungen der Nieren, der Leber oder des Herz-Kreislauf-Systems sowie Schwangere und SeniorInnen geeignet.

Wenn du dir unsicher bist und nicht weißt ob eine kohlenhydratarme Ernährung für dich geeignet ist, dann konsultiere bitte deine Ärztin/deinen Arzt oder lass dich von einer fachkundigen Person beraten.

Frühstück

Das Frühstück ist immer so ein Thema. Jeder hat morgens eine andere Routine und die schließt nicht immer ein entspanntes Frühstück ein. Wenn du nach dem Aufstehen noch keinen Appetit hast, dann musst du dich auch nicht zum Essen zwingen. Iss einfach später, wenn du Hunger bekommst. Ganz ausfallen lassen solltest du die "wichtigste Mahlzeit des Tages" aber auch nicht, da es sonst zu Blutzuckerschwankungen und Heißhungerattacken kommen kann.

Ein kohlenhydratarmes Frühstück zusammenzustellen, ist gar nicht so einfach und kann, besonders für Low-Carb-Neulinge, zu einer echten Herausforderung werden. In unseren Breiten isst man morgens schließlich Brot oder Brötchen, am besten dick mit Nutella oder Marmelade bestrichen, ein süßes Fertigmüsli oder zuckrige Eierkuchen. Kohlenhydrate pur! Doch vielleicht kennst du auch das Gefühl, wenn du morgens ein Brötchen zu viel gegessen hast. Anstatt wach und voller Energie in den Tag zu starten, würdest du dich am liebsten wieder ins Bett legen und brauchst erst mal einen zweiten Kaffee. So sollte es nicht sein. Mit einem

Low-Carb-Frühstück kann dir das glücklicherweise nicht passieren.

Die morgendliche Mahlzeit sollte reich an Proteinen und guten Fetten sein. Auch Lebensmittel mit einem etwas höheren Kohlenhydratgehalt sind ausnahmsweise erlaubt, da dein Körper diese im Laufe des Tages verbrennen kann.

Vielleicht ist dir das Thema noch neu und du hast noch keine Idee, was du morgen früh essen sollst? Dann lies schnell weiter, denn auf den folgenden Seiten findest du einige tolle Rezepte fürs Frühstück. Wie bei jeder Ernährungsumstellung ist es wichtig, dass du selbst kreativ wirst und nicht immer das Gleiche isst. Entdecke und genieße die Vielfalt, die dir eine kohlenhydratarme Ernährung bietet!

Rührei mit Tomaten und Schafskäse.

Zutaten für 2 Personen:

- 3 Eier

- 1 große Tomate / mehrere Cocktailtomaten

- 1/2 Zwiebel

- 100 g Schafskäse

- Salz, Pfeffer

- 1/2 TL Butter zum Anbraten

Zubereitung:

Tomate und Schafskäse kleinschneiden, die Zwiebel fein hacken.

Eier mit etwas Wasser (alternativ auch Milch) verquirlen, pfeffern und salzen.

Butter in der heißen Pfanne schmelzen lassen. Zwiebeln in der heißen Butter braten, bis sie glasig werden und zu duften beginnen, dann die gewürfelten Tomaten hinzufügen. Nach etwa zwei Minuten auch den Schafskäse in die Pfanne geben, alle Zutaten gut vermengen und mit den Eiern übergießen. Bei mittlerer Hitze stocken lassen.

Grüne Smoothies

Das grüne Getränk aus püriertem Obst und Gemüse erfreut sich auch in Deutschland immer größerer Beliebtheit und das zu Recht: Grüne Smoothies schmecken nicht nur gut, sondern stecken voller Nähr- und Vitalstoffe.

Vielleicht findest du es anfangs komisch, morgens nur etwas zu "trinken", doch ein halber Liter Smoothie ist viel mehr als nur ein Getränk. Guck dir einfach mal die Zutatenliste an, da steckt nämlich ganz schön was drin! Oder du überlistest dein Gefühl mit einem einfachen Trick: Bereite deinen morgendlichen Smoothie so zu, dass er etwas dickflüssiger wird (mit Avocado, Chiasamen, Nussmus und nur wenig Wasser) und löffele ihn ganz einfach aus einer Müslischüssel.

Besonders wenn du dich vegetarisch, vegan oder rohköstlich ernährst, wirst du das pürierte Elixier zu schätzen lernen. Und falls du es morgens eilig hast, kannst du den Smoothie auch schon am Vorabend zubereiten, denn er bleibt im Kühlschrank bis zu zwei Tage lang frisch.

Wenn du nicht gerade zuckerreiche Früchte oder Trockenobst in großen Mengen verwendest, kannst du das grüne Trendgetränk wunderbar in deine Low-Carb-Ernährung integrieren. Denn gerade grüne Gemüsearten enthalten viele Ballaststoffe aber nur wenige kurzkettige Kohlenhydrate.

Es gibt unendlich viele verschiedene Varianten, einen grünen Smoothie zuzubereiten und im Internet wirst du auf hunderte verschiedene Rezepte stoßen. Im Wesentlichen bestehen sie aber alle aus drei Grundbestandteilen, die ich dir hier kurz vorstellen möchte. Aus diesen kannst du deine eigenen Smoothies ganz nach Geschmack zusammenstellen.

- **Grüne Grundlage:** Blattsalat, Spinat, Mangold, Grünkohl (und andere Kohlarten), Wirsing, Rucola, Wildkräuter (Löwenzahn, Giersch, Gänseblümchen usw.), Avocado, Salatgurke, Blattsellerie usw.

- **Obst**: Du kannst alle Obstarten verwenden, die für eine kohlenhydratarme Ernährung geeignet sind: Äpfel, Pfirsiche, Aprikosen, Honig- und Wassermelone, Beerenobst (Erdbeeren, Johannisbeeren, Blaubeeren, Himbeeren,

Brombeeren, Stachelbeeren), Kiwi, Guave oder Papaya. Auch Früchte mit einem etwas höheren Zuckergehalt wie Birne, Mango oder Ananas kannst du gelegentlich verwenden. Die Banane ist ebenfalls eine klassische Zutat und verleiht dem Smoothie seine namensgebende weiche (engl. smooth) Konsistenz. Sie enthält zwar mehr Kohlenhydrate als andere Früchte, kann aber, gerade zum Frühstück, bedenkenlos verzehrt werden. Obst enthält eben nicht nur Zucker sondern steckt voller Vitamine und Mineralstoffe. So ist die Banane zum Beispiel ein wichtiger Kalium- und Magnesiumlieferant.

- **Flüssigkeit:** Um den Smoothie etwas flüssiger zu machen, kannst du neben ganz normalem Wasser auch Kokoswasser, pflanzliche Milchalternativen oder Tee verwenden.

Zusätzlich kannst du noch weitere Zutaten verwenden. Chia-, Floh- oder Leinsamen verleihen deinem Smoothie eine Extraportion Ballaststoffe. Diese sättigen nicht nur nachhaltig, sondern sorgen auch dafür, dass dein Blutzuckerspiegel stabil bleibt. Vormittäglicher Heißhunger ist mit einem grünen Smoothie zum Frühstück passé. Erdnuss-, Mandel- oder Cashewmus (ohne Zuckerzusatz!) lässt den Smoothie etwas dicker werden, so dass du ihn leichter löffeln kannst. Darüber hinaus versorgen die Nussmuse dich mit einer einer Extraportion Proteinen und jeder Menge Energie. Gehackte Nüsse und Mandeln, Matchapulver, Ingwer, Gojibeeren, ein Schuss Kokosöl oder roher Kakao verfeinern die grüne Mahlzeit und sorgen als Superfoods dafür, dass du wirklich alle wichtigen Nährstoffe erhältst.

Grüne Smoothies sind übrigens nicht immer grün! Abhängig von den Zutaten kann die Farbe zwischen leuchtend grün (viel Spinat und helles Obst) bis lila-braun (Blaubeeren, Brombeeren, Himbeeren) schwanken.

Wie gesagt, eigentlich brauchst du für einen grünen Smoothie kein Rezept. Du kannst dich so richtig austoben und herausfinden, welche Kombinationen dir am besten schmecken. Der Phantasie sind keine Grenzen gesetzt. Für den Einstieg findest du hier zwei Smoothie-Rezepte, die du natürlich ganz nach Geschmack verändern kannst.

Grüner Smoothie für Einsteiger

Zutaten:

- 2 Handvoll frischer Spinat (oder fünf Würfel TK-Spinat)

- 1 Apfel

- 1 Banane

- ½ Avocado

- ⅛ ungeschälte Zitrone

- ca. 100 ml Wasser

Zubereitung:

Alle Zutaten waschen, wenn nötig schälen, zerkleinern und in den Mixer geben. Mit etwas Wasser bei zunächst langsamer Drehzahl mixen, dann die Geschwindigkeit nach und nach erhöhen und die restliche Flüssigkeit hinzugeben

-

Green Smoothie Bowl

Zutaten für 2 Portionen:

- ¼ weiche Avocado

- 2 Bananen

- 1 große Tasse gemischte Beeren (frisch oder TK)

- 2 große Handvoll Spinat

- 1 kleine Handvoll Grünkohl

- ca. 250 ml Pflanzenmilch (ungesüßt) oder Wasser

- 1 EL geschrotete Leinsamen

- Falls gewünscht: Nussmus

Mögliche Toppings:

- Geröstete Sonnenblumenkerne, ungesalzen

- Rohe oder geröstete Nüsse nach Geschmack (Walnusskerne, Mandeln, Haselnüsse, Erdnüsse usw.)

- Kokosraspeln

- Frische Beeren oder kleingeschnittenes Obst

-   Hanfsamen, Chiasamen

Zubereitung:

Alle Zutaten für den Smoothie in den Mixer geben und bei steigender Drehzahl mixen. Je nach gewünschter Konsistenz Wasser bzw. pflanzliche Milch hinzufügen.

In zwei Schüsseln geben (oder zweite Portion für später in einer verschlossenen Dose im Kühlschrank aufbewahren), nach Geschmack garnieren.

Low Carb Schokoladen Müsli

Zutaten für 2 Personen:

-   4 EL Kokoschips

-   4 EL Haferkleie

-   2 EL Chia Samen

-   1-2 EL Kakaonibs

-   4 EL Eiweißpulver Schokolade

-   400 ml fettarme Milch

Zubereitung:

Die Kokoschips, Haferkleie, Chia Samen und Kakaonibs in einer großen Müslischale mischen.

In einem Shaker die Milch und das Eiweißpulver mixen, und über die trockene Mischung gießen.

Hält sehr lange satt!

Eiweiß-Pfannkuchen

Zutaten für 2 Personen:

- 6 Eier

- 3 EL Eiweißpulver je nach Geschmack

- 3-4 EL Wasser

- 1 1/2 EL Kakaopulver

- Süßstoff nach Bedarf

Zubereitung:

Zuerst das Wasser mit dem Eiweißpulver und dem Kakaopulver sehr gut vermischen. Danach die Eier unterrühren und mit Süßstoff nachsüßen. Nicht zu sehr schaumig schlagen.

In eine vorgeheizte Pfanne bei mittlerer Hitze geben. Nach ca. 2 Minuten Temperatur etwas erhöhen. Bitte wenden sobald die Unterseite die gewünschte Bräune erreicht und die Oberfläche nicht mehr ganz flüssig ist.

Dazu schmeckt Obst oder man bestreicht den Pfannkuchen mit etwas Quark.

Mango - Buttermilch Shake

Zutaten für 1 Personen:

1 Portion

- 500ml Buttermilch

- 1 reife Mango

- 1 Limette

- Stevia nach Bedarf

Zubereitung:

Die Mango schälen und entkernen.

Die Limette auspressen.

Anschließend alles in einen Mixer geben und gut pürieren.

Mittagessen

Eine kohlenhydratarme Mittagsmahlzeit ist viel leichter umsetzbar, als das Frühstück. Problematischer ist hier eher die Zeit, denn nicht jeder ist mittags zu Hause oder hat die Möglichkeit sich in die Küche zu stellen und ein leckeres Mittagessen zu zaubern. Wenn auch du tagsüber unterwegs bist, ist eine Lunchbox eine gute Idee. Du kannst darin zum Beispiel die Reste vom Abendessen einpacken. Dazu noch etwas frisches Obst und Gemüse und eine Handvoll Nüsse und du kommst gut durch den Tag.

Vielleicht bietet deine Mensa oder Kantine ja eine Salatbar an, die du bisher noch gar nicht wahrgenommen hast? Hier kannst du ordentlich zulangen! Wie wäre es zum Beispiel mit

einem gemischten Salat mit Hähnchenstreifen, Fetakäse und ein paar Kürbis- oder Sonnenblumenkernen oben drauf? Pass aber bei den Dressings auf, diese enthalten meistens Zucker. Entscheide dich lieber für Olivenöl und etwas Essig.

Wenn du aber in der Lage bist, dir dein Mittagessen selbst zubereiten zu können, dann solltest du das auch tun. So entgehst du versteckten Kohlenhydraten und weißt genau, was du da eigentlich isst.

Du findest sicher eine Möglichkeit, deine neue Ernährungsweise in deinen Alltag einzubauen. Gerade am Anfang kann es natürlich schwierig werden. Gerade zu Beginn der Umstellung auf Low-Carb solltest du dich hinsetzen und dir überlegen, was du an den nächsten Tagen essen möchtest. Das ist zwar mit ein wenig Aufwand verbunden, der sich aber lohnen wird.

Um dir zu helfen, habe ich dir einige Rezepte für leckere und kohlenhydratarme Gerichte für jede Gelegenheit zusammengestellt. Du findest Ideen für das Mittagessen zu Hause oder unterwegs, auch für VegetarierInnen und VeganerInnen ist etwas dabei. Natürlich kannst du die Rezepte ganz nach deinem Geschmack verändern oder zum Abendbrot oder Frühstück essen.

Nackensteak mit Kräuterfenchel

Zutaten für 2 Portionen:

- ½ Bund Dill

- ½ Bund Petersilie

- ½ TL abgeriebene Schale einer Bio-Zitrone

- 40 g weiche Butter

- 1 Knoblauchzehe

- Salz, Pfeffer

- 2 Fenchelknollen (à 200 g)

- 2 Schweinenackensteaks (à 150 g)

- 2 EL Olivenöl

Zubereitung:

Ofen auf 180 °C (Umluft ca. 160 °C) vorheizen.

Dill und Petersilie von harten Stängeln befreien und fein hacken. Mit der geriebenen Zitronenschale und der Butter vermengen. Die Knoblauchzehe darüber pressen,

Salz und Pfeffer hinzugeben und alles gut verrühren.

Fenchelknollen putzen, das Grün kleinschneiden und beiseite legen. Knollen halbieren, den harten Strunk entfernen und die Hälften in dünne Scheiben schneiden.

Die Fettkante der Steaks leicht einschneiden, Fleisch kräftig salzen und in einer Pfanne mit heißem Olivenöl bei starker Hitze von jeder Seite scharf anbraten. Mit Pfeffer würzen, in eine ofenfeste Form geben und im Ofen auf mittlerer Schiene ca. 8 min fertig garen.

Anschließen Fenchel und Kräuterbutter ins Bratfett geben und bei mittlerer Hitze ca. 6-8 min dünsten. Fleisch in Folie gewickelt 5 min ruhen lassen.

Fenchelgrün unter das Fenchelgemüse mischen und mit dem Fleisch auf einem Teller anrichten.

Zucchininudeln mit Linsenbolognese

Zutaten für 2 Portionen:

- 3 – 4 Zucchini, je nach Größe
- 150 g Linsen, rot
- 1 mittelgroße Zwiebel
- Knoblauch nach Geschmack
- 250 g Cherrytomaten
- 500 g Tomaten, passiert
- 3 EL Tomatenmark
- 100 g Sahne (normal oder vegan)
- Salz und Pfeffer
- Oregano, Basilikum
- Geriebener Käse (normal oder vegan)
- Öl oder Butter zum Braten

Zubereitung:

Zucchini waschen und mit einem Sparschäler in Streifen

schneiden (das sind die „Nudeln"). Nach Wunsch die Streifen halbieren. Die Cherrytomaten waschen, halbieren und den grünen Strunk herausschneiden. Linsen waschen.

Zwiebeln und Knoblauch schälen, würfeln und im heißen Öl anbraten. Wenn sie zu duften beginnen, die passierten Tomaten, Linsen und das Tomatenmark dazugeben und unter gelegentlichem Rühren ca. 20 min bei geringer Hitze köcheln lassen. Dann die Cherrytomaten und die Sojasoße hinzufügen und weitere 10 min köcheln lassen, bis die Linsen weich sind. Mit Salz, Pfeffer, Oregano und einigen gehackten Basilikumblättern abschmecken.

Zucchininudeln in kochendem Salzwasser blanchieren, bis die gewünschte Bissfestigkeit erreicht ist. Mit der Linsenbolognese anrichten und einigen frischen Basilikumblättern garnieren.

Pfeffersteak mit Brokkoli

Zutaten für 2 Portionen:

-       300 g Steak je nach Wunsch Rind, Schwein oder
        Pute

-       Salz und Pfeffer

-       50 ml Weißwein

-       50 ml Milch

-       1 EL eingelegte grüne Pfefferkörner

-       750 g Brokkoli

-       10 g Mandelblätter

Zubereitung:

Das Fleisch waschen, trockentupfen und mit Pfeffer und
Salz würzen.

Öl in einer Pfanne erhitzen und die Steaks darin von
beiden Seiten braun braten. Aus der Pfanne nehmen und
warm stellen, bzw. in Folie wickeln.

Den Bratensatz mit Weißwein ablöschen und loskochen lassen. Die Milch und den grünen Pfeffer hinzufügen und die Sauce etwas einköcheln lassen. Mit Salz und Pfeffer würzen.

Den Brokkoli putzen, waschen und in mundgerechte Röschen zupfen. 100 ml Wasser in einem Topf mit Salz und Pfeffer würzen, aufkochen und den Brokkoli darin dünsten, bis er bissfest ist.

Öl in der Pfanne erhitzen und die Mandelblättchen darin goldbraun braten.

Den Brokkoli abgießen, abtropfen lassen und auf die Teller verteilen. Die Mandelblättchen darüber geben. Daneben die Steaks anrichten und die Sauce darüber geben.

Lachs mit Ofengemüse

Zutaten für 2 Portionen:

-        250 g Lachsfilet

-        1 mittelgroße Zucchini

-        1 mittelgroße Paprika gelb oder rot

-        150 g Champignons

-        300 g Cherrytomaten

-        100 g Schafskäse

-        2 Zehen Knoblauch

-        etwas Chiliöl

-        etwas Salz und Pfeffer

Zubereitung:

Das Lachsfilet (falls Tiefkühl etwas antauen lassen) waschen und trocken tupfen. Mit Salz und Pfeffer, nach Geschmack auch mit Kräutern, würzen.

Die Zucchini und Pilze in dünne Scheiben, die Paprika in

Streifen schneiden. Tomaten halbieren. Knoblauch klein hacken. Schafskäse in Würfel schneiden. Das Gemüse mit dem Salz und Pfeffer, dem Knoblauch sowie ein paar Tropfen Chiliöl in einer Schüssel verrühren.

Auf einem Backblech aus Alufolie eine Art Schüssel formen, d.h. die Ränder an vier Seiten etwas hochschlagen. Ich empfehle 2 Schichten Alufolie zu nehmen, dann kann nichts mehr auslaufen. Anschließend das marinierte Gemüse darauf legen. Den Lachs darauf geben, mit ein bisschen Chili-Öl beträufeln und den Schafskäse großzügig darüber geben.

Bei 180 °C Ober-/Unterhitze, ca. 30 Minuten im Ofen backen.

Hähnchen Curry

Zutaten für 2 Portionen:

- 250 g Putenbrust oder Hähnchenbrust

- 200 ml Kokosmilch, bei Bedarf auch mehr

- 1-2 EL Sojasauce

- 2 TL Currypaste rot, je nach Geschmack mehr oder weniger

- 2-3 Frühlingszwiebeln

- 1 Zucchini

- 2 Paprika rot oder gelb

- Karotten nach Bedarf

- 1 Glas Bambusscheiben

- 1 Zehe Knoblauch, nach Bedarf

- Salz und Pfeffer

Zubereitung:

Das Fleisch in viereckige Stücke schneiden, die Paprika und die Frühlingszwiebeln ebenfalls klein schneiden. Den Knoblauch fein hacken.

Dann die Currypaste im Wok anbraten, bis sich das Aroma entfaltet hat, das Fleisch hineingeben und mit anbraten. Wenn das Fleisch Farbe bekommen hat, das Gemüse und den Knoblauch hinzufügen und mit andünsten. Nun mit Kokosmilch ablöschen und etwas einkochen lassen. Nach Bedarf die Sojasauce hinzufügen. Danach nur noch mit den Gewürzen abschmecken.

Je nach dem was da ist, füge ich noch Zucchinistücke oder Karottenscheiben hinzu, dann nehme ich jedoch etwas mehr Kokosmilch und auch etwas mehr Currypaste.

Schweinemedaillons mit Romanesco

Zutaten für 2 Portionen:

-       300 g Schweinefilet

-       1 Romanesco (ca. 500 g) nach Bedarf Blumenkohl
        oder Broccoli

-       150 g Cocktailtomaten

-       80 g Butter

-       1 Eigelb

-       2 EL Sahne oder Joghurt

-       12 Blätter Basilikum

-       Salz und Pfeffer

Zubereitung:

Romanesco putzen und in Röschen teilen. In kochendem
Salzwasser 5 Minuten blanchieren, abgießen und
abtropfen lassen. Schweinefilet in 3 cm dicke Scheiben
schneiden. Tomaten putzen und waschen.

Butter in einem Topf schmelzen und kurz aufkochen. Eigelb, Joghurt und Basilikum in einem Gefäß mit dem Mixer fein pürieren. Heiße Butter langsam zur Eimischung gießen und gut verrühren. Mit Salz und Pfeffer abschmecken.

Öl in einer großen Pfanne erhitzen. Fleisch salzen, von jeder Seite 2-3 Minuten braun anbraten. Aus der Pfanne nehmen, warm halten. Romanesco und Tomaten in die Pfanne geben, 5 Min. hellbraun braten, salzen.

Fleisch mit dem Gemüse und der Basilikumsauce anrichten.

Hähnchen mit Blumenkohl aus dem Ofen

Zutaten für 2 Portionen:

- 1 kleiner Blumenkohl 500 – 600 g

- 2 Hähnchenkeulen

- 3 Tomaten

- 3 EL Öl

- 1/2 TL mittelscharfes Currypulver

- Pfeffer und Salz

Zubereitung:

Den Ofen auf Umluft 180 Grad vorheizen. Ein Backblech mit 3 El Öl fetten und leicht salzen.

Blumenkohl putzen und in 1 - 2 cm dicke Scheiben schneiden. Auf das Backblech legen. Von den Tomaten den Stielansatz entfernen und waschen. Tomaten halbieren dann mit der Schnittfläche nach unten auf des Blech legen.

Hähnchen mit Currypulver und Salz würzen, auf das Blech legen. Mit 1 El Öl bestreichen. Im heißen Ofen auf der mittleren Schiene 45 Min. backen.

Blech aus dem Ofen nehmen. Von den Tomaten die Haut abnehmen. Fruchtfleisch mit etwas Salz und Pfeffer würzen und mit einer Gabel sorgfältig zerdrücken. Dies kann als Sauce zu den Hähnchenkeulen und Blumenkohl serviert werden.

Tomaten-Zucchini Pfanne mit Feta

Zutaten für 2 Portionen:

-        3 mittelgroße Zucchini

-        4-5 Tomaten

-        250 g Fetakäse aus Schafsmilch

-        3 Zweige Basilikum

-        2 EL Olivenöl

-        Salz und Pfeffer

Zubereitung:

Zucchini waschen, der Länge nach halbieren, in Scheiben schneiden. Tomaten waschen, in grobe Stücke schneiden. Den Schafskäse würfeln.

Das Öl in einer möglichst beschichteten Pfanne erhitzen. Die Zucchinischeiben darin etwa 4 - 5 Minuten unter gelegentlichem Wenden anbraten. Die Tomatenwürfel dazugeben und 3 Minuten mitgaren.

Die Tomaten ziehen etwas Wasser, was dann später eine Soße gibt. Die Basilikumblätter von den Zweigen zupfen und zum restlichen Gemüse in der Pfanne geben, mit Salz und Pfeffer etwas würzen.

Den Fetakäse dazugeben und den Herd abschalten. Durch die restliche Hitze schmilzt der Feta-Käse und es gibt eine cremige Soße.

Lauch-Tofu Wok

Zutaten für 2 Portionen:

- 300 g Tofu

- 200 g Champignons

- 1 Stange Lauch

- 100 ml Gemüsebrühe

- 2 EL Sojasauce

- 1-2 Knoblauchzehen

- geriebene Zitronenschale

- Pfeffer und Salz

- 2 EL Öl (Sesamöl falls vorhanden)

- Ingwer je nach Geschmack

Zubereitung:

Tofu in mundgerechte Stücke schneiden. Pilze putzen und in Scheiben schneiden. Lauch in feine Ringe schneiden. Ingwer und Knoblauch fein hacken.

Öl im Wok erhitzen. Tofu, Knoblauch und Ingwer darin anbraten. Lauch und Pilze zugeben, 2 Minuten mit anbraten. Danach mit Brühe und Sojasoße ablöschen, etwa 2-3 Minuten weiterköcheln lassen. Mit Zitronenschale und Sesamöl (n.B.) sowie Salz und Pfeffer würzen.

Garnelencurry mit Ingwer

Zutaten für 2 Portionen:

-       200 g Garnelen

-       1 Lauchzwiebel

-       2-3 Karotten

-       1 Knoblauchzehe

-       1 kleines Stück Ingwer

-       1 Limette

-       2 EL getrocknete Cranberries

-       Sojasauce nach Bedarf

-       2 TL Honig

-       2 TL Öl

-       Pfeffer und Salz

Zubereitung:

Garnelen waschen und abtupfen. Karotten und Lauchzwiebeln klein schneiden. Limette in dünne Scheiben schneiden. Knoblauch, Ingwer und Koriander fein hacken.

Öl in der Pfanne erhitzen. Garnelen darin etwa 3 Minuten anbraten, danach herausnehmen. Knoblauch und Ingwer in diesem Öl andünsten.

Gemüse, Limette, Cranberries und 50 ml Wasser hinzufügen und etwa 8-10 Minuten garen. Garnelen zufügen. Mit Sojasauce, Honig, Salz und Pfeffer abschmecken.

Gefüllte Minipaprika mit Rinderhack und Chili

Zutaten für 2 Portionen:

- 250 g Rinderhack, nach Bedarf auch gemischtes Hackfleisch

- 4 Minipaprika bzw. Snackpaprika

- 4 mittelgroße Tomaten

- 1 kleines Stück Ingwer

- 1 kleine Chilischote

- 40-50 ml Tomatensaft

- 50-60 ml Gemüsebrühe

- 50 g Schafskäse

- 2 Lauchzwiebeln

- 1-2 Knoblauchzehen

- 2 EL Olivenöl

- Salz und Pfeffer

- 1 TL getrocknete Kräuter der Provence

Zubereitung:

Minipaprika waschen, halbieren und entkernen. Mit der Öffnung nach oben in eine Auflaufform legen. Die Lücken dazwischen mit den Tomatenstücken füllen. Chili, Ingwer und Knoblauch hacken. Öl in einer großen Pfanne erhitzen und Ingwer, Chili und Knoblauch darin andünsten. Rinderhack hinzufügen, braun anbraten und kräftig würzen.

Tomatensaft und Brühe über die Paprikahälften und Tomaten gießen. Hackfleisch darübergeben. Schafskäse darüber bröckeln. Getrocknete Kräuter darüber streuen und pfeffern. Bei 180 - 200 Grad etwa 20 Minuten backen. Danach den Ofen abschalten und den Auflauf weitere 10 Minuten darin stehen lassen.

In der Zwischenzeit die Lauchzwiebeln waschen, putzen und in feine Ringe schneiden. Danach über den fertig gebackenen Auflauf streuen.

Ideen für die Lunchbox

Du möchtest sicher nicht jeden Tag das Gleiche essen. Gerade bei einer kohlenhydratarmen Ernährungsweise ist Abwechslung angesagt! Und darum findest du hier jede Menge Ideen für einen gesunden Pausensnack. Du kannst deine Lunchbox am Vorabend oder morgens zubereiten, ganz wie es in deinen Tagesablauf passt.

Brokkoli-Salat nach Florentiner Art

Zutaten für 2 Personen:

-   300 g Brokkoli, frisch oder TK

-   2 Tomaten

-   ¼ Salatgurke

-   3 Scheiben Kochschinken (vegetarische
    Alternative: 100 g Räuchertofu, vegane "Wurst"
    oder einfach mehr Gemüse)

-   1 Lauchzwiebel

-   3 EL Salatcreme, Schmand oder Mayonnaise (auf
    KH-Gehalt achten!)

-   3 EL Creme fraîche oder Saure Sahne

-   3 EL Balsamico bianco oder milder weißer Essig

-   Petersilie, Dill

-   Salz, Pfeffer

-   etwas Süßstoff (Stevia oder Kokosblütenzucker)

Zubereitung:

Frischen Brokkoli in kleine Röschen zerteilen, in kochendem Wasser wenige Minuten garen bis gewünschte Bissfestigkeit erreicht ist, dann kalt abschrecken. TK-Brokkoli mit kochendem Wasser übergießen, 4-5 min darin ziehen lassen und anschließend ebenfalls abschrecken und klein schneiden.

Tomaten, Gurke und Schinken würfeln, die Lauchzwiebel in feine Ringe schneiden.

Salatcreme, Creme Fraîche und Balsamico mit Salz, Pfeffer und Kräutern verrühren. Ist dir das Dressing zu sauer, gib ein wenig Stevia oder Süßstoff hinzu.

Tomaten, Gurke, Schinken, Lauchzwiebel und Brokkoli zum Dressing geben und vorsichtig unterheben.

Den Salat im Kühlschrank mindestens eine Stunde oder besser noch über Nacht ziehen lassen.

Hüttenkäse Salat

Zutaten für 2 Portionen:

- 2 Paprikaschoten oder anderes rohes Gemüse oder 1/2 Avocado

- 2 TL Öl

- 150 g Putenbrustschinken oder Kochschinken

- 200 g Hüttenkäse

- Pfeffer und Salz

- nach Bedarf Knoblauch

Zubereitung:

Das Gemüse waschen, klein schneiden und in eine Schüssel füllen. Den Kochschinken oder Putenbrustschinken in Würfel oder Streifen schneiden und zum Gemüse geben.

Den Hüttenkäse in die Schüssel füllen. Öl dazu, würzen, durchmischen und servieren.

Frühstückswurst ("Breakfast Sausage")

Bei diesem Rezept handelt es sich weniger um eine klassische Wurst als viel mehr um eine besondere Art Frikadelle. Der größte Unterschied ist die besondere Gewürzmischung. Außerdem wird ausschließlich Schweinefleisch oder eine Mischung aus Schwein und Pute (nicht zu mager) verwendet.

Zutaten:

-ca. 500 Gramm Schweinehack

-Gewürze (nach Geschmack):

-Salz

-Cayennepfeffer

-Zimt

-gemahlene Nelken

-Knoblauch, gepresst

-Paprika

-Thymian

-Honig

-Fenchelsamen

-Piment

-etwas Wasser

Zubereitung:

Alle Zutaten in eine Schüssel geben und mit den Händen gut durchkneten.

Frikadellen formen und in einer Pfanne in heißem Butterschmalz oder neutralem Kokosöl gut durchbraten.

Die fertigen Frikadellen lassen sich auch gut einfrieren. Du kannst sie entweder abends frisch zubereiten und dann am nächsten Tag mit in deine Lunchbox tun oder aber einen kleinen Vorrat der leckeren Klopse im Tiefkühlfach bereithalten und morgens dann, ganz nach Appetit, ein oder zwei auftauen und entweder zum Frühstück essen oder mit zur Arbeit nehmen.

Weitere Ideen:

Tomate-Mozzarella-Salat

Gemischter Salat mit deinem Lieblingsgemüse. Dazu wahlweise Putenbrust oder Hühnchen, gebratene Tofuwürfel, ein hartgekochtes Ei, etwas Käse oder gebratene Pinienkerne. Oder alles zusammen!

Wenn dir eine Mikrowelle oder ein Herd zur Verfügung steht: Kürbissuppe, Tomatensuppe oder eine andere Suppe aus kohlenhydratarmen Lebensmitteln, dazu eine Scheibe Low-Carb-Brot (Rezept siehe: "Backen ohne Kohlenhydrate")

Low-Carb-Pancakes (Rezept im Kapitel "Backen ohne Kohlenhydrate") mit süßer oder herzhafter Füllung

Obstsalat mit griechischem Joghurt und (nach Wunsch in etwas Honig gerösteten) Walnüssen

Grüner Smoothie

Gemüsesticks mit Dip (Guacamole, Kräuterquark o.ä.)

Eiweißshake

Möglicherweise brauchst du passende Behälter und Dosen in ausreichender Größe, um die leckeren und gesunden Snacks mit zur Arbeit, zur Schule oder in die Uni nehmen zu können. Es gibt zum Beispiel tolle Salatboxen mit integriertem Besteck und einem Behälter für das Dressing für wenig Geld. Einen Smoothie oder Eiweißshake kannst du auch in eine (dichte) Trinkflasche abfüllen, wenn sie flüssig genug sind.

Sicher wirst du bald das eintönige Kantinenessen nicht mehr vermissen und deine Kolleginnen und Kollegen werden neidisch sein, wenn du deine lecker gefüllte Lunchbox auspackst!

Das Abendessen

Besonders abends solltest du darauf achten, nur wenige Kohlenhydrate dir zu nehmen, um deinen Blutzucker- und Insulinspiegel möglichst gering zu halten und den nächtlichen Fettabbau nicht zu stören.

Oft heißt es, dass man nicht zu spät am Tag zu Abend essen sollte. Da du aber sowieso kaum Kohlenhydrate zu dir nimmst, ist der Zeitpunkt eigentlich egal. Wichtig ist lediglich, dass du Mahlzeiten (besonders solche mit einem hohen Fettgehalt) mindestens 2 Stunden vor dem Zubettgehen einnimmst, damit deine Verdauung keine Probleme macht.

Nachfolgend findest du nun einige Rezeptideen fürs Abendessen. Selbstverständlich darfst du auch diese Rezepte nach Lust und Laune variieren.

Lachsfilet auf Tomatengemüse

Zutaten für 2 Portionen:

- 325 g Lachsfilet ohne Haut

- 2 große Tomaten

- 20 g Kapern

- 40 g schwarze Oliven (ohne Stein)

- 1 Sardellenfilet aus dem Glas

- ¼ Zitrone

- 2 Stiele Basilikum

- 3 EL Olivenöl

- Salz und Pfeffer

Zubereitung:

Tomaten waschen, vierteln, entkernen, in schmale Streifen schneiden und in eine Schüssel geben.

Oliven, Kapern und Sardellenfilet hacken, zu den

Tomaten in die Schüssel geben und die Zitrone über der Mischung auspressen.

Basilikum waschen und trocken schütteln. Die Blätter abzupfen, grob hacken und zusammen mit der Hälfte des Olivenöls zu den Tomaten geben. Das Gemüse gut mischen, salzen und pfeffern.

Lachsfilet waschen, mit Küchenpapier trockentupfen und in dünne Scheiben schneiden. Leicht salzen und pfeffern.

Das übrige Öl in einer Pfanne erhitzen und das Lachsfilet darin bei starker Hitze von beiden Seiten für eine halbe Minute scharf anbraten.

Nun das Tomatengemüse in die Pfanne geben und unter Rühren kurz erhitzen. Auf vorgewärmten Tellern mit dem Lachs anrichten und servieren.

Als Beilage eignet sich etwas Low-Carb-Brot oder ein gemischter Salat.

Auberginen-Cannelloni auf Paprikagemüse

Dieses Rezept ist zwar mit ein wenig Aufwand verbunden, aber dafür umso leckerer.

Zutaten für 2 Portionen:

Für die Sauce:

- 1 Paprikaschote

- 1 Zwiebel

- 2 Knoblauchzehen

- 3 EL Olivenöl

- 250 g Dosentomaten (Abtropfgewicht)

- 75 ml Orangensaft (Direktsaft, kein Konzentrat und ohne Zuckerzusatz!)

- Salz und Pfeffer

- 1 TL Honig

Für die Cannelloni:

- 2 mittelgroße Auberginen (je ca. 200 g)

- 60 g getrocknete Tomaten in Öl

- 75 g Ziegenfrischkäse

- 150 g Ricotta oder Frischkäse

- 1 EL Semmelbrösel

Zubereitung:

Paprikaschote waschen, vierteln, entkernen und in feine Würfel schneiden.

Zwiebel und Knoblauch schälen und fein hacken.

1 EL Olivenöl in einer beschichteten Pfanne erhitzen. Darin zunächst die Zwiebel- und Knoblauchwürfel glasig werden lassen. Anschließend die Paprika hinzugeben und bei mittlerer Hitze andünsten.

Dosentomaten und Orangensaft hinzufügen und bei mittlerer Hitze für ca. 5 Minuten köcheln lassen. Die Sauce mit Salz, Pfeffer und Honig abschmecken, in eine ofenfeste Auflaufform geben und zunächst zur Seite stellen.

Auberginen waschen, putzen und längs in ca. 5 mm dicke Scheiben schneiden.

Die Auberginenscheiben auf beiden Seiten mit Olivenöl benetzen, salzen, auf ein (beschichtetes oder mit Backpapier belegtes) Backblech legen und auf der mittleren Schiene unter dem heißen Backofengrill je Seite ca. 3-4 Minuten grillen, bis sie eine hellbraune Färbung angenommen haben. Aus dem Ofen nehmen und abkühlen lassen. Alternativ kannst du die Auberginenscheiben auch kurz in der Pfanne anbraten.

Währenddessen die getrockneten Tomaten abtropfen lassen, in feine Würfel schneiden und in einer Schüssel mit Ziegenkäse, Ricotta, Semmelbröseln, Salz und Pfeffer vermengen.

Basilikum waschen, abtrocknen, die abgezupften Blätter fein hacken, anschließend unter die Käsemischung rühren.

Je 1 EL der Füllung gleichmäßig auf die nun abgekühlten Auberginenscheiben streichen und diese vorsichtig einrollen.

Auberginenröllchen mit der Naht nach unten dicht an dicht auf die Sauce in der Auflaufform setzen und im vorgeheizten Backofen bei 180 °C ca. 15 Minuten backen.

Die fertigen Cannelloni mit der Sauce auf vorgewärmten Tellern anrichten und servieren. Nach Wunsch mit Basilikumblättern und geriebenem Parmesan garnieren. Dazu passt ein frischer Salat.

Ja, es geht: Die Low-Carb Pizza!

Zutaten für 1 Pizza:

Für den Teig:

- 550 g Auberginen

- 400 - 425 g Kichererbsenmehl

- 4 EL geschrotete Leinsamen

- 1 TL Meersalz

- 5 EL Olivenöl

- 1 Knoblauchzehe

- 3 Zweige Thymian (oder 1 TL getrocknet)

- ½ TL Kreuzkümmel

- 1 TL süßes Paprikapulver

- 1 EL Kräuter der Provence (getrocknet oder TK)

- Grober schwarzer Pfeffer

Für die Tomatensauce:

- 1 große Tomate oder 4-5 Cocktailtomaten, ca. 100 g insgesamt

- 80 g getrocknete Tomaten

- 4 EL Tomatenmark

- 1 EL Kräuter der Provence (getrocknet oder TK)

- 1 Zwiebel

- 1 Knoblauchzehe

- Salz und Pfeffer

Belag und Käse nach Wunsch

Zubereitung:

Den Ofen auf 200 °C Umluft vorheizen.

Aubergine waschen und putzen, in kleine Stücke schneiden und in einer Auflaufform mit 5 EL Olivenöl, etwas Thymian und ca. 1 TL Salz vermengen.

Die Form für ca. 30 Minuten in den vorgeheizten Ofen stellen. Nach etwa der Hälfte der Backzeit die Auberginenstückchen einmal durchrühren, damit sie gleichmäßig garen.

In der Zwischenzeit die Tomatensoße vorbereiten: Tomaten waschen, den Strunk entfernen und klein schneiden.

Zwiebel und Knoblauch schälen und fein hacken. Gemeinsam mit den Tomaten und den anderen Zutaten für die Sauce in einen Mixer geben und gründlich mixen. Bei Bedarf mit etwas Olivenöl verdünnen.

Nun die Auflaufform mit den fertig gegarten Auberginenstücken aus dem Ofen nehmen und abkühlen lassen. Gemeinsam mit einer geschälten Knoblauchzehe, den Gewürzen und Kräutern in einen Mixer geben und fein pürieren.

Das Auberginenpüree in eine Schüssel geben und mit dem Kichererbsenmehl und den Leinsamen vermengen, gut durchkneten und eine Teigkugel formen. Wenn der Teig zu flüssig ist, einfach noch etwas Kichererbsenmehl dazugeben.

Ein Backblech mit Backpapier belegen, den Teig darauf plattdrücken und mit einem zweiten Blatt Backpapier bedecken. Den Pizzaboden mit einem Nudelholz ausrollen (rund oder eckig, ganz wie du willst).

Das obere Backpapier wieder entfernen, den Pizzaboden mit einer Gabel mehrmals einstechen und bei 200 °C Ober- und Unterhitze für ca. 12 Minuten im Ofen backen, bis sich der Rand zu bräunen beginnt.

Den fertigen Pizzaboden aus dem Ofen nehmen und gleichmäßig mit der Tomatensoße bestreichen. Anschließend nach Belieben belegen, mit Käse bestreuen (oder weglassen, wenn du dich vegan ernährst), einige frische Thymianblättchen auf die Pizza geben und sie dann im Ofen bei 220 °C Ober- und Unterhitze weitere 10-12 Minuten backen.

Vor dem Servieren die Pizza mit etwas Olivenöl und frisch gemahlenem Pfeffer abrunden.

Wrap

Zutaten für 2 Portionen:

- 170 g Rinderhackfleisch, oder gemischtes

- 1 Zwiebel

- 1-2 Karotten

- 1 Zucchini

- 1 Knoblauchzehe

- 1 Paprikaschote rot

- 1-2 Tomaten

- 50 g Schafskäse

- 2 Blätter Eisbergsalat, große Blätter

- 50 g Frischkäse

- 1 EL Gyrosgewürz

- 1 Spritzer Zitronensaft

- Etwas Kresse oder Zwiebelringe

- Salz und Pfeffer

Zubereitung:

Zwiebel, Karotte und Zucchini klein würfeln, dann in der Pfanne anbraten. Die Knoblauchzehe gehackt dazugeben. Das Hackfleisch in die Pfanne geben und alles heiß anbraten, bis das Hackfleisch braun gebraten ist. Dauer etwa 7 - 10 Minuten.

Währenddessen für das Gemüse die Tomaten, die Paprika und den Schafskäse in Würfel schneiden. Vorsichtig aus dem Eisbergsalat große Blätter im Ganzen auslösen, hier kommt später alles zusammen hinein.

Das Fleisch nun mit Salz und Pfeffer und großzügig Gyrosgewürz würzen und abschmecken, Zitronenspritzer hinzufügen.

Zum Servieren das Gemüse, die Pfanne und den Frischkäse anrichten.

Für die Zubereitung auf dem Teller: Salatblatt mit der Öffnung auf den Teller legen, mit dem Frischkäse auf der

Innenseite bestreichen, dann Hackfleisch, Tomaten, Paprika und Schafskäse hinein geben. Zum Schluss alles möglichst in die Hand nehmen, die Blattseiten etwas einrollen, damit es mehr zum Wrap wird.

Pizza Auberginen

Zutaten für 2 Portionen:

- 4 Auberginen, je ca. 250 g

- 125 ml Tomaten passiert

- 50 g Paprikawurst oder Paprikasalami

- 50 g gekochter Schinken

- 50 g Champignons

- 150 g Käse gerieben

- Pizzagewürz, oder Oregano, Pfeffer, Salz, Paprikapulver

- Etwas Butter

Zubereitung:

Die Auberginen waschen und den Strunk entfernen, nicht schälen. Jede Aubergine in 3-5 Scheiben schneiden. Die mittleren Scheiben beiseite legen und anderweitig verwenden. Die beiden äußeren Scheiben, die etwas bauchig sind, auf der Schnittfläche mit Salz würzen und etwa 1 Stunde stehen lassen.

Die Auberginen nicht abtrocknen und mit der gesalzenen Fläche nach unten auf ein Backblech legen. 100 ml Wasser dazu gießen und im Backofen bei etwa 180 °C Umluft 20 Minuten backen. Wenn das Wasser zu schnell verdunstet ist, ggf. nochmals etwas Wasser zugießen. Auberginen aus dem Backofen nehmen und etwas abkühlen lassen.

Das Blech nun mit Backpapier auslegen und die Auberginen mit der Schale nach unten nebeneinander legen.

Die Butter schmelzen und in eine große Schüssel geben, danach mit den passierten Tomaten vermengen. Paprikasalami, Schinken und Pilze würfeln und dazugeben. Den geriebenen Käse nun untermischen. Die Masse mit Pizzagewürz oder anderen Gewürzen nach Bedarf würzen. Sollte die Pizzamasse zu flüssig sein, noch etwas Käse dazugeben.

Pizzamasse auf die Auberginen streichen und im Backofen bei 180 - 200 °C Umluft ca. 25 min. backen.

Die Pizzamasse kann natürlich auch mit anderen Zutaten zubereitet werden, wie z. B. Mais, Thunfisch, Zwiebeln, Oliven.

Die mittleren Auberginenscheiben, die hier übrig bleiben, kann man einfach salzen, mit Öl einpinseln und goldgelb braten.

Gulasch mit grünen Bohnen

Zutaten für 2 Portionen:

- 300 g Schweinefleisch für Gulasch

- 2 große Zwiebeln

- 2-3 Tomaten

- 2 TL saure Sahne

- 200 g grüne Bohnen

- Stiel Bohnenkraut

- Pfeffer, Salz und etwas Paprikapulver

- 1-2 EL Öl

Zubereitung:

Fleisch waschen, trockentupfen und in Würfel schneiden. Zwiebeln schälen und spalten. Bohnen waschen und in Stücke schneiden. Tomaten putzen, waschen und achteln.

Pfanne erhitzen und das Fleisch anbraten. Zwiebeln dazugeben. Mit Paprika, Salz und Pfeffer würzen. 120 ml Wasser hinzufügen und alles 30 Minuten schmoren.

Bohnen, Bohnenkraut und die Tomaten zugeben. Weitere 25-30 Minuten köcheln lassen. Gulasch abschmecken und die saure Sahne am Schluß unterrühren.

Hackfleischtopf mit Kohlrabi

Zutaten für 2 Portionen:

- 250 - 300 g Hackfleisch

- 2 Kohlrabi

- 1 mittelgroße Zwiebel

- 300 - 350 ml Gemüsebrühe

- 80 ml Sahne

- 1 EL Olivenöl

- Salz und Pfeffer

Zubereitung:

Kohlrabi waschen und schälen, danach in dünne Scheiben schneiden. Zwiebel fein würfeln.

Olivenöl in einer Pfanne erhitzen, dann die Zwiebeln mit dem Hackfleisch anbraten. Kohlrabi dazugeben und dünsten. Mit Gemüsebrühe ablöschen und ca. 15

Minuten köcheln lassen. Zum Schluss die Sahne dazu geben, mit Salz und Pfeffer würzen.

Pizzarolle

Zutaten für 2 Portionen:

-	180 g Quark

-	3 Eier

-	180 g Käse, geriebener

-	Für den Belag:

-	Etwas Tomatensauce

-	n. B. Fleisch oder Wurst

-	Gemüse aller Art, z.B. Paprika, Artischocken, Pilze usw.

Zubereitung:

Den Backofen auf 170 Grad Umluft vorheizen.

Für den Boden: Quark, Eier und 130 g Käse in einer Schüssel miteinander vermengen, etwas würzen.

Die Masse auf das mit Backpapier ausgelegte Backblech gießen und glatt streichen. 15 Minuten im Ofen backen.

Den Boden nun beliebig belegen z. B. mit Tomatensauce, Salami, Schinken, Zucchini, Champignons oder Paprika. Mit dem restlichen Käse bestreuen und wieder in den Ofen schieben, bis der Käse etwas braun wird.

Abkühlen lassen, mit Rucola belegen und einrollen.

Spanische Hähnchenflügel

Zutaten für 2 Portionen:

- 500 g Hühnerflügel

- 3 EL Sherry

- Ein wenig Honig

- Etwas Sambal Oelek

- 1 Prise Zimt

- 1 EL Olivenöl

- 1 Knoblauchzehe

- Salz

- 1 Tomate

- Halbe Handvoll Mandeln und Rosinen

Zubereitung:

Hühnerflügel waschen und trocken tupfen. Sherry, Honig, Sambal Oelek, Zimt und Öl in einer Schüssel verrühren. Knoblauch hacken, zur Marinade geben und die Flügel gründlich damit vermengen. Idealerweise im Kühlschrank 2 Stunden durchziehen lassen.

Backofen auf Umluft 180 Grad vorheizen. Flügel salzen und auf ein Blech legen. Im Ofen etwa 30 Minuten backen, dabei ab und zu wenden. 10 Minuten vor Ende der Backzeit die Tomate klein würfeln, mit Salz, Mandeln, Rosinen vermischen und auf die Flügel verteilen.

Backen ohne Kohlenhydrate

Es klingt vielleicht unmöglich, doch du kannst leckere Kuchen, Torten, Muffins und sogar Brot und Brötchen backen, die sich perfekt für eine kohlenhydratarme Ernährungsform eignen. Natürlich musst du dafür auf Mehl und Zucker verzichten, doch dafür wirst du viele andere leckere Zutaten kennenlernen.

Kürbis-Chiffonkuchen

Zutaten:

Boden:

- 280 g Mandelmehl (keine geriebenen Mandeln!)

- 2 EL Kokosmehl

- 2 EL Pfeilwurzelmehl

- ½ EL Stevia (optional)

- 1 TL Xanthan

- ¼ EL Salz

- 5 EL kalte Butter

- 2-4 EL kaltes Wasser

Füllung:

- 1 EL Gelatine

- 60 ml kaltes Wasser

- 3 Eier

- 120 ml Honig

- 280 g gekochten Kürbis

- 120 ml Kokosmilch

- ½ TL Salz

- ¼ TL Zimtpulver

- ¼ TL Muskatnuss (gerieben oder gemahlen)

- ¼ TL gemahlenen Ingwer

Zubereitung:

Boden:

Den Ofen auf 160 °C vorheizen.

Mandelmehl, Pfeilwurzelmehl, Kokosmehl, Stevia, Xanthan und Salz in einer Schüssel vermischen.

Die weiche Butter in kleinen Stückchen darauf verteilen und mit einem Küchenmixer untermischen

Nun das Wasser löffelweise und unter stetigem Mixen hinzugeben, bis ein ein glatter Teig ohne Klumpen entsteht.

Ein großes Stück Backpapier auf der Arbeitsfläche ausbreiten und mit etwas Mandelmehl bestäuben. Den Teigklumpen darauflegen und grob in Kreisform klopfen. Wieder etwas Mandelmehl über den Teig stäuben und ihn mit einem weiteren Stück Backpapier abdecken. Zu einem Kreis mit etwa 30 cm Durchmesser ausrollen und die obere Schicht Backpapier entfernen. Eine flache Form für Pie oder Tarte (oder auch eine ganz normale Springform) mit einem Durchmesser von 22 cm (9 Zoll) mit der Oberseite nach unten auf den Teigboden legen und gemeinsam mit dem ausgerollten Teig vorsichtig umdrehen, so dass sich der Teigboden in der Form befinden. Nun auch das zweite Backpapier abziehen.

Den Boden im Ofen für 12 Minuten backen, dann herausnehmen und abkühlen lassen

Füllung:

Die Gelatine in kaltem Wasser einweichen

Eier aufschlagen und das Eigelb vom Eiweiß trennen. Eiweiß zunächst beiseite stellen, Eigelb in einen Topf geben. Optimal ist ein sogenannter double boiler (auf Deutsch etwa Wasserbadtopf), du kannst auch einen kleinen Topf in einen größeren, mit Wasser gefüllten Topf stellen, um ein Wasserbad zu erzeugen.

Jetzt gibst du die anderen Zutaten hinzu, also die Hälfte des Honigs (60 ml), den gekochten Kürbis, die Kokosmilch und die Gewürze. Die Mischung erwärmst du langsam, sie darf aber nicht kochen! Am besten ist es, wenn sich der obere Topf nicht im sondern über dem heißen Wasser befindet und nur vom Dampf erhitzt wird.

Wenn die Kürbismischung eindickt, gibst du die eingeweichte Gelatine hinzu und rührst so lange, bis sie sich vollständig aufgelöst hat. Dann stellst du den Topf in den Kühlschrank (oder kühlst ihn in Eiswasser), bis die Mischung zu gelieren beginnt.

Nun schlägst du das Eiweiß mit einer Prise Salz steif. Gib dann allmählich den restlichen Honig hinzu.

Zuletzt wird die Eiweiß-Honig-Mischung vorsichtig unter die restliche Füllung gehoben und die gesamte Masse auf dem abgekühlten Tortenboden verteilt. Den Kuchen nun mehrere Stunden lang in den Kühlschrank stellen, bis die Kürbismischung fest geworden ist.

Tipp: Wenn du dich vegetarisch oder vegan ernährst, kannst du die Gelatine durch eine entsprechende Menge Agar-Agar ersetzen. Beachte, dass Agar sehr viel stärker wirkt als Gelatine.

Eiweiß-Pancakes

Zutaten für 2 Portionen:

- 2 Eier

- 1 TL Backpulver

- 3 EL gemahlene Mandeln

- 3 EL Eiweißpulver

- 2 EL Quark

- Milch oder Wasser nach Bedarf

Zubereitung:

Alle Zutaten in einer Schüssel zu einem glatten Teig verrühren. Ist er zu fest, füge etwas Wasser hinzu. Ein zu flüssiger Teig erhält durch ein wenig mehr Eiweißpulver eine festere Konsistenz.

Etwas Butter oder Öl in einer Pfanne erhitzen und den Teig darin von beiden Seiten goldbraun backen. Vorsicht beim Wenden, da die Pancakes nicht so stabil wie normale Pfannkuchen sind.

Die fertigen Pancakes kannst du süß mit Obst, Joghurt, etwas dunkler Schokolade oder Nussmus essen. Auch die salzige Variante mit Tomaten und Mozzarella, eingebackenem Parmesan, Schinken oder Frischkäse mit Lachs ist sehr lecker.

Wenn dir das Eiweißpulver zu unnatürlich ist, kannst du es auch durch Mandel-, Kokos- oder Sojamehl ersetzen.

Glutenfreies Low-Carb-Brot

Zutaten:

- 4 Eier

- ca. 120 g geschrotete Leinsamen (1 cup)

- 45 ml Wasser

- ca. 75 g gemahlene Mandeln (1/2 cup)

- 1 TL Backpulver

- ½ TL Salz

Zubereitung:,

Den Ofen auf 200 °C vorheizen

Die Eier in eine kleine Schüssel schlagen und mit dem Wasser gut verquirlen

Die restlichen Zutaten in eine zweite Schüssel geben und vermischen, dann die Eier langsam hinzufügen und den Teig gut durchkneten

Den fertigen Teig in eine Kastenform geben und kurz ruhen lassen

Im vorgeheizten Ofen für 20 - 25 min backen, anschließend auf einem Gitter abkühlen lassen

Das Brot kann für etwa 1 Woche im Kühlschrank aufbewahrt werden und lässt sich auch prima einfrieren.

Schoko Brownies

Zutaten:

-       50 g Butter

-       30 g Kuvertüre zartbitter oder Bitterschokolade

-       40 g Kakaopulver

-       2 Eier

-       150 g Süßstoff

-       70-80 g Mandelmehl

-       1/2 TL Backpulver

-       1 TL gestrichen, Süßstoff oder Stevia

-       1 Flasche Vanillearoma

Zubereitung:,

Ofen auf 170°C vorheizen.

Die Eier trennen und Eiweiße zu Eischnee schlagen. Die Schokolade in Stücke brechen und zusammen mit der

Butter schmelzen (z.B. im Wasserbad oder in der Mikrowelle). Kakaopulver unter die Butter-Schokomischung rühren und die restlichen Zutaten dazu geben. Nicht wundern, die Masse wird sehr fest! Den Eischnee vorsichtig unterheben.

Teig in eine 20 x 20 cm große Brownie-Form (oder Auflaufform) füllen.

Bei 170°C Ober-/Unterhitze für ca. 20 Min. backen

Wer mehr Kohlenhydrate sparen will, nimmt 85%ige Bitterschokolade statt Zartbitterkuvertüre, die Süße kann mit Stevia wieder erhöht werden.

Schlusswort

Vielen Dank für den Erwerb dieses Buches!

Du siehst also, es gibt eine Menge leckerer Gerichte in der Low-Carb-Küche, die es dir leicht machen Genuss und Gewichtsverlust zu vereinen. Nicht einmal auf die "klassischen" Kohlenhydratbomben Brot, Kuchen und Pancakes musst du verzichten!

Pass aber auf, dass du dir genug Zeit für Sport nimmst und darauf achtest, dich täglich zu bewegen. Wenn dir die Rezepte so richtig Appetit gemacht haben und du am liebsten gleich eins ausprobieren willst, dann lauf doch einfach zum Supermarkt, um die fehlenden Zutaten zu besorgen.

Ich wünsche dir viel Freude beim Nachkochen und Ausprobieren und einen guten Appetit!

9 781523 399482